LETTRES A M. VELPEAU,

Membre de l'Académie de médecine,

Par le Dr GERDY,

De la même Académie.

Première lettre.

Monsieur et très honoré collègue,

Puisqu'un illustre orateur de l'Académie, qui consacre exclusivement la puissance de sa parole à éclaircir les discussions règlementaires et à rappeler aux mémoires oublieuses la nécessité d'élever des bustes aux morts célèbres par leur vertu, a fait sabrer notre pauvre discussion ophthalmologique, permettez-moi de vous adresser une première lettre pour suppléer, autant que possible, aux explications que je vous aurais données et aux *rectifications indispensables* que j'aurais apportées à votre discours du 16 juillet 1844.

I° Je suivrai d'ailleurs exactement, et pied à pied, l'ordre de vos pensées pour échapper plus sûrement à la confusion où

1844

je pourrais tomber encore et que vous me reprochez très probablement avec raison. Il est possible que j'aie fait cette faute, surtout à la fin de ma discussion, obligé que j'étais de me resserrer excessivement pour abréger une exposition trop courte pour le sujet, mais trop longue pour l'Académie qui, comme toutes les assemblées, aime les discussions courtes.

II° Vous croyez que c'est vous que j'ai combattu sous le nom des Allemands. J'aurais cru manquer à la justice si je vous avais reproché d'avoir imaginé le premier de distinguer les ophthalmies d'après leur siége dans les divers tissus de l'œil; car, bien avant que vous n'ayez rien publié à ce sujet, l'inflammation de la conjonctive avait été décrite sous le nom de *conjonctivite*, celle de la cornée sous les noms de *kératite*, *cératite* et *cornéïte*; celle de la sclérotique sous le nom de *sclérotite;* celle de l'iris sous le nom d'*iritis*. Celles de la choroïde, de la capsule cristalline, de l'hyaloïde et de la rétine avaient également été distinguése des autres. Ces distinctions, parties de l'Allemagne et de l'Angleterre, s'étant encore grossies en Allemagne d'une foule d'autres distinctions tirées des causes que je ne puis pas plus admettre que vous ne les admettez vous-même, j'ai dû désapprouver les doctrines allemandes, surtout. Je ne pouvais d'ailleurs m'en prendre à vous comme fondateur des distinctions d'après les tissus; c'eût été d'autant plus injuste que cette partie des doctrines allemandes et anglaises a été surtout popularisée et déjà épurée en France par un contemporain illustre, par l'infortuné Sanson. Mais quelque respect que je porte à la mémoire de ce praticien aussi honnête homme que savant modeste, je ne puis accepter ses divisions sans restriction. Cependant j'avoue que je les préfère de beaucoup à celles qui tendent à se répandre en France et qui consistent à distinguer les ophthalmies *uniquement* d'après les tissus et à ne point tenir compte des causes et d'autres caractères. *Voilà ma 1re rectification.*

III° Vous paraissez étonné que, pour traiter la question de la distinction des espèces dans l'ophthalmologie, je me sois appuyé sur la marche suivie dans les autres sciences en général. J'avoue que cet étonnement de votre part me surprend plus encore que vous n'êtes étonné vous-même.

IV° Vous paraissez également surpris de m'avoir entendu exprimer la pensée que, dans une classification pathologique il faut distinguer les maladies d'abord par leur nature, et que c'est seulement, ensuite que l'on doit les distinguer d'après leur siége.

Je n'ai pas tenu le langage que vous m'attribuez, mais j'en accepte la pensée.

« Je vois là, ajoutez-vous, *deux ordres d'idées* manquant tous les deux d'*une base logique.* » Pour le prouver, vous continuez : « Il est certainement contraire à toute méthode *raisonnable* de s'attacher à l'étude des phénomènes morbifiques plutôt qu'au siége de la maladie qui les fait naître. »

Mais 1° il le faut bien, lorsqu'on voit les mêmes phénomènes, ceux de l'inflammation par exemple, se manifester dans les tissus les plus variés.

2° Et puis qu'est-ce donc qu'une maladie ? n'est-ce pas un changement d'état des organes plus ou moins pénible ou dangereux ? Si c'est un changement d'état, c'est donc un phénomène ? Si c'est un phénomène, comment peut-il être *certainement contraire à la raison* d'étudier les phénomènes morbifiques qui constituent une maladie, pour connaître cette maladie ? n'est-ce pas au contraire fort raisonnable ?

3° Ne vous paraît-il pas, en outre, évident que la connaissance du siége d'une maladie ne vous apprend rien sur ses causes, rien sur ses formes et ses modifications matérielles, rien sur ses symptômes, sa marche et sa durée, rien sur ses terminaisons, c'est-à-dire sur ce qui constitue essentiellement une maladie, et par suite rien sur son diagnostic, son pronostic et son traitement ?

4° Nos yeux nous apprennent, à tous, que la squameuse humide, l'eczéma, est une maladie qui a son siége à la surface de la peau : qu'est-ce que cela nous apprend sur cette affection ?

5° Si le siége avait l'importance majeure que vous lui croyez, il semble que chaque tissu devrait avoir des maladies particulières et toutes différentes de celles des autres tissus, même des tissus les plus voisins. C'est alors que pour étudier les maladies il faudrait commencer par étudier leur siége. Mais si, au contraire, on observe les mêmes maladies, par exemple l'inflammation, dans les tissus les plus divers, si elles n'y sont que modifiées, le siége n'a donc pas l'influence que vous croyez sur les maladies, et on peut donc étudier d'abord les maladies, abstraction faite de la diversité des tissus où on les observe ? Mais c'est précisément ce qui arrive et est arrivé dans un temps où l'on n'avait presque aucune notion de la diversité des tissus, dans les temps hippocratiques, où l'anatomie était dans l'enfance, et au moyen âge où elle était retombée dans la barbarie.

6° Enfin, après tant et de si graves raisons, que je pourrais multiplier encore, je vous en donnerai une autre qui aura, e suppose, plus d'influence sur vous : c'est qu'en tout temps presque, on a suivi la marche que vous trouvez si contraire à la raison. Remarquez, je vous prie, pour ne pas remonter plus haut, que Guy de Chauliac, dans sa *Grande chirurgie*, divise les maladies chirurgicales : 1° en apostèmes ; 2° en plaies ; 3° en ulcères ; 4° en fractures et dislocations ; 5° en maladies différentes des précédentes ; que ces distinctions ne sont pas fondées sur le siége des maladies, mais sur la manière d'être, sur la nature apparente des maladies ; que Tagault, dans *ses Institutions de chirurgie*, a distingué d'abord les maladies chirurgicales : 1° en tumeurs contre nature ; 2° en plaies ; 3° en ulcères ; 4° en fractures ; 5° en luxations ; que Paré, dans la partie chirurgicale de ses œuvres, suit, au fond, les mêmes principes ; que Guillemeau, daus ses *Œuvres de chirurgie*, reconnaît d'abord les cinq divisions reçues ; que le *Pentateuque chirurgical* de Fabrice d'Aquapendente les rend plus frappantes encore par le nom grec qui les indique; qu'Heïster suit la même méthode dans ses *Institutions de chirurgie*; et, pour en finir et arriver de suite jusqu'à nous, que Boyer lui-même s'en écarte fort peu, puisqu'il parle d'abord de l'inflammation et de ses suites en général, puis des plaies, des tumeurs, des ulcères et des fistules, des fractures, des luxations, et ne divise les maladies d'après leur siége qu'après les avoir considérées d'une manière tout-à-fait indépendante de leur siége; que ceux des écrivains *dogmatiques généraux* qui ont repoussé cette classification l'ont repoussée parce qu'elle n'exprime pas assez exactement la nature diverse des maladies chirurgicales, mais non pour les classer d'abord d'après leur siége; que ceux même qui tiennent le plus grand compte du siége des maladies, dans leur classification, commencent cependant par les distinguer d'après leur nature, c'est-à-dire, pour le répéter encore, d'après leur manière d'être manifestée par l'ensemble de leurs caractères et surtout par leurs altérations matérielles, leurs symptômes et leur marche. En voulez-vous un exemple, que vous ne récuserez pas? Je le prendrai, pour vous être agréable, et parce que je ne peux mieux choisir, dans un de vos amis, dans un de vos admirateurs que vous estimez aussi, dans M. Vidal. Vous le savez, il divise les maladies chirurgicales dans sa *Pathologie externe*, je cite textuellement: 1° en celles *dont tous les tissus organiques peuvent être affectés*; 2° en celles qui sont *considérées dans les divers tissus*; 3° en celles qui sont *considérées dans les diverses régions.* Vous voyez, M. Vidal, grand partisan de l'importance de la diversité des tissus que je ne nie point, mais que j'apprécie, est forcé par la toute-puissance de ce qui est juste et raisonnable de commencer par considérer les maladies indépendamment des tissus et des régions pour en faire une exposition méthodique. Et ce que fait M. Vidal tout le monde le fait, et vous le feriez si vous composiez un traité didactique. Toutes les considérations préliminaires générales sur l'inflammation, les abcès, les ulcères, les fistules, la gangrène, etc., sont un hommage rendu à un principe que vous n'avez pu attaquer que par inadvertance. En effet les maladies y sont considérées d'abord d'après leur nature. Mais nous verrons que ce principe, si important dans les classifications pour l'enseignement, est beaucoup plus important encore pour le traitement. C'est surtout sous ce rapport que j'en ai proclamé la grande, l'immense valeur.

Vous voyez que les deux idées qui vous paraissent manquer d'une base logique n'ont point paru telles aux plus grands chirurgiens, et que d'ailleurs je ne néglige point la considération du siége des maladies. *C'est ma 2e rectification.*

V° Aux paroles de votre discours que je viens de rapporter et d'analyser, vous ajoutez immédiatement, pour démontrer l'importance supérieure et sans égale du siége dans les classifications : « L'hémorrhagie, par exemple, n'a de valeur pour le pathologiste que parce qu'elle indique la lésion de tel ou tel ordre de tissus. » Il suit de là, mon très honoré collègue, que si un homme était profondément blessé au cou, dans l'aisselle ou à l'aine, dans la poitrine ou dans le ventre, que s'il avait perdu beaucoup de sang, était sans connaissance et près d'expirer; et que si enfin vous étiez dans l'impossibilité de savoir quel serait le vaisseau blessé et où ce vaisseau l'aurait été, ce qui n'est pas rare, cette hémorrhagie serait pour vous sans valeur et que vous laisseriez le malade à la garde de Dieu.

« Y a-t-il un médecin, ajoutez-vous (sans doute pour justifier vos principes), qui, en présence d'une hémorrhagie, ne se fasse aussitôt cette question : Le sang vient-il d'une veine? vient-il d'une artère? vient-il des capillaires? quelle est la veine, quelles sont les artères, quels sont les vaisseaux qui le fournissent? »

Quoi! si un homme avait la poitrine ou l'abdomen profondément blessés, et qu'il perdît son sang à flots, vous vous demanderiez pour agir quels sont les vaisseaux blessés, et si vous ne le saviez pas, vous diriez : C'est une hémorrhagie sans valeur dont on n'a point à s'occuper ! Non, mon très honoré collègue, vous ne le feriez pas; vous diriez : Il faut immédiatement arrêter le sang, de quelque vaisseau qu'il vienne, sous peine de voir le blessé mourir dans un instant.

Ainsi, pour une hémoralhagie comme pour toute autre affection, ce n'est pas le siége du mal qui détermine la première indication, c'est l'intensité, l'abondance de l'écoulement du sang. L'hémorrhagie est-elle si légère qu'elle s'arrêtera d'elle-même en quelques instants, souvent on l'abandonne à elle-même. Y a-t-il écoulement en nappe, y a-t-il même quelques jets très fins, noirs ou rouges, souvent on peut et on doit s'en tenir à la réunion des lèvres de la plaie si elle est possible ou à un pansement légèrement compressif.

Y a-t-il écoulement plus abondant sans jet vasculaire gros et rapide, souvent des topiques astringents ou absorbants et leur compression modérée suffisent encore, bien que les vaisseaux blessés soient à la fois des capillaires, des veines, des artérioles.

Y a-t-il écoulement dans une cavité intérieure par lésion de vaisseaux que l'on ne connaît pas, dans un point que l'on ignore, il faut saigner, ordonner le repos, etc., d'autres fois tamponner, etc.

A l'exception des hémorrhagies par une égratignure, par une piqûre d'épingle, dont on peut ne pas s'occuper, l'indication première, générale, est donc d'arrêter l'écoulement du sang; l'indication des moyens généraux propres à remplir la première, quels que soient les vaisseaux blessés, est secondaire et fournie d'abord par les symptômes, par l'intensité, la rapidité de l'hémorrhagie, par son caractère intérieur ou extérieur; la nature du vaisseau blessé ne réclame elle-même l'indication d'agir sur tel vaisseau particulièrement que lorsque le vaisseau lésé et le siége de sa blessure sont bien connus; or, ces cas ne sont pas très communs.

Vous le voyez, dans l'exemple même que vous avez choisi, et qui est le plus favorable à vos idées, l'influence du siége et du tissu n'est pas aussi importante que vous le dites, et si vous voulez bien y faire attention, vous reconnaîtrez que ce n'est pas tant la texture des vaisseaux que leurs fonctions qui sont la source des grandes différences que présentent leurs hémorrhagies respectives, et que si la circulation artérielle était moins active le sang s'arrêterait comme dans les veines contre la digue de la tunique celluleuse. *Voilà ma 3e rectification.*

VI° Vous dites qu'en supposant la possibilité d'admettre mes idées sur l'influence de la nature des maladies, ce principe « ne détruit en aucune façon la nécessité de classer les maladies d'après le tissu qui en est le siége primitif, » et vous ajoutez : « Il faut qu'il y ait *malentendu* entre nous, car il n'est pas possible que M. Gerdy pense autrement que tout le monde. » Mais comment pouviez-vous seulement soupçonner un semblable malentendu, quand j'ai dit positivement que « sous le rapport de la différence des tissus affectés, j'admets quatre modes d'ophthalmies : 1° la conjonctivite ; 2° la kératite ; 3° l'ophthalmie interne ; 4° et même l'ophthalmie générale ; » que « ne doutant pas que toutes ces parties (internes de l'œil) puissent être enflammées isolément d'abord, et ensemble plus tard, je les décris toutes sous le nom vague, comme la science d'aujourd'hui, du moins, d'ophthalmie interne, » parce que la science n'a pas de moyen de distinguer les cas où l'inflammation de ces tissus est réellement isolée et bornée à un seul tissu (1)? Vous voyez que vous m'avez prêté une absurdité qui est bien loin de ma pensée, et que vous avez agi un peu légèrement, puisque vous soupçonniez que le malentendu venait de votre côté. Ce moyen est assurément indigne d'un homme de votre talent, mais je suis d'ailleurs

(1) Voy. Journ. l'*Expérience*, t. XIV, 1844, p. 46, ou *Bullet. de l'Académie*, t. IX, p. 951.

bien persuadé que vous ne l'avez point employé pour avoir plus facilement raison de mes raisons. 4e *rectification.*

VII° Parce que j'ai cherché à prouver que l'art n'a pas de moyen de distinguer avec certitude les cas où l'inflammation est réellement circonscrite dans un seul tissu intérieur de l'œil, vous dites que mes raisons ne vous paraissent point susceptibles de discussion. Si, à la place d'une simple assertion, vous m'eussiez montré la fragilité des motifs sur lesquels je me suis appuyé, vous m'auriez probablement ramené à votre opinion ; mais cela vous était impossible, car vous avez avoué ailleurs que les inflammations intra-oculaires ne peuvent guère s'isoler. Vous avez dit, en effet, dans le Dictionnaire de médecine, t. 17, p. 150 : « Que les auteurs allemands et anglais se sont efforcés les premiers d'en faire (de l'iritis) une maladie *distincte, en quelque sorte indépendante de toutes les autres affections de l'œil.* » (Vous le voyez, c'est précisément ce que je leur reproche.) Puis vous ajoutez : « Reste à décider si, passant d'un extrême à l'autre, les écoles étrangères ont véritablement mieux servi la science, sous ce point de vue, que l'école française » (qui ne distinguait pas l'iritis des autres ophthalmies). Mais vous ajoutez encore : « En somme, l'iritis ne peut guère exister sans que d'autres parties de l'œil *soient en même temps malades.* Aussi en cherchant à l'isoler trop complètement, les chirurgiens oculistes ont-ils englobé sous son nom une foule d'inflammations qui ne lui appartienneut pas, qui du moins ne lui appartiennent pas plus qu'à d'autres éléments du globe de l'œil. » Malgré ces paroles si contraires à l'admission de l'iritis comme affection distincte, nettement circonscrite et reconnaissable, vous l'admettez et la décrivez comme une affection distincte. Il y a donc cette différence entre vous et moi, mon très honoré collègue, qu'après avoir, comme je le fais, parlé *contre* l'isolement de l'iritis, vous concluez en définitive *pour* son isolement, puisque vous la décrivez eomme une affection isolée et reconnaissable. Vous allez même plus loin que moi qui ne nie pas son isolement, puisque je me suis borné à dire que je ne veux pas la décrire isolément, parce que l'art n'a pas le moyen de distinguer avec certitude les cas où les ophthalmies internes sont circonscrites et isolées de ceux où elles ne le sont pas.

VIII° Parce que j'ai dit : « Si la phlogose reste parfois circonscrite dans un seul des tissus de l'œil, il n'est pas très commun qu'elle le soit nettement. Cela tient à deux circonstances: 1° à ce que l'inflammation est une maladie expansive... qui détermine au moins des symptômes de voisinage ; 2° à ce que l'œil étant très petit, une multitude de tissus divers très fins, très délicats, s'y trouvent pressés et renfermés, etc. Vous répliquez, mon honorable collègue : « Ce n'est pas sérieusement qu'on peut objecter le petit volume de l'organe (l'œil), attendu que si deux des éléments organiques nombreux peuvent être isolés dans l'œil, *il est certain* que l'inflammation peut tout aussi bien les envahir séparément là que dans les organes les plus volumineux. » — Enfin vous me rappelez que le péritoine et les séreuses s'enflamment isolément, etc. — Mais cet isolement est prouvé par de nombreuses autopsies, par des différences évidentes de symptômes dans les organes volumineux, tandis que cela n'est pas prouvé pour l'œil, où les membranes choroïde et rétine sont encore bien plus minces que les tuniques internes de l'intestin. Et puis les séreuses sont si peu vasculaires qu'elles n'ont pas de vaisseaux évidents et cette circonstance isole peut-être leur phlegmasie beaucoup mieux que ne le fait la nature vasculaire des tuniques et des tissus intra-oculaires. En un mot, vous raisonnez d'après des analogies qui ne sont certainement pas sans valeur ; mais, pour un esprit faible comme le mien, je l'avoue, des *analogies* ne sont pas des preuves certaines et incontestables. Voilà, je crois, *une* 6e *rectification* nécessaire.

Vous avancez que, suivant moi, « il faut traiter l'inflammation en général plutôt que l'inflammation en particulier; »

et vous dites que vous ne me comprenez pas. A cet égard j'ai le bonheur d'être tout-à-fait d'accord avec vous : je ne comprends pas ; mais je dois dire que l'assertion n'est pas de moi. 7e *rectification.* — S'il suffisait, ajoutez-vous dans le même langage, de traiter l'inflammation en général, il n'y aurait donc qu'un remède pour les inflammations, il suffirait donc de savoir qu'il existe une inflammation quelconque sans s'informer de quel organe, pour être en mesure d'en diriger aussitôt le traitement. Permettez-moi de vous faire observer que je n'ai rien dit de tout cela. Voici ce qu'on peut lire dans l'*Expérience*, p. 14, *loc. cit.*, où cela était publié au moment où vous m'avez répondu :

« Le repos est une circonstance favorable. Aussi guérirait-on une foule d'inflammations oculaires en se bornant à soustraire l'œil à la lumière. » — « Lorsque les ophthalmies sont intenses et aiguës, les antiphlogistiques peuvent être très favorables. » — « Dans tous les cas, les effets en sont bien *plus subordonnés à l'acuité de la maladie, à sa nature, qu'ils ne le sont à la nature des tissus.* » — « L'influence favorablement excitante et particulière des pommades et des collyres stimulants, etc., est beaucoup plus manifeste dans les ophthalmies externes que dans les internes. Mais cet effet dépend moins de la texture des tissus que de ce que le topique s'applique à l'organe malade dans les ophthalmies externes. » — « Les topiques sédatifs agissent à peu près également, quel que soit le tissu enflammé. »

Enfin je parle des révulsifs, des vésicatoires, des purgatifs, etc., puis de l'excision de la conjonctive et de la ponction de l'œil dans les ophthalmies.

Par quelle singulière inadvertance avez-vous pu dire que je serais conduit à n'admettre qu'un remède pour les inflammations, quand j'en mentionne un si grand nombre ? Vous le voyez, vous vous êtes encore battu contre les fantômes de votre imagination ! De là *une* 8e *rectification* indispensable à faire.

D'ailleurs, je ne suis pas étonné que nous ne soyons pas d'accord! Mais d'où peut venir ce travestissement de mes paroles? Serait-ce l'obscurité des passages cités plus haut qui en serait la cause? ou serait-ce qu'en disant les effets de ces différents moyens thérapeutiques *bien plus subordonnés à l'acuité de la maladie, à sa nature, qu'ils ne le sont à la nature des tissus* je vous ai, par cette pensée, causé un vertige? Je le crains. En conséquence, j'aurai recours à quelques développements nouveaux pour conquérir, s'il est possible, votre opinion, ou, du moins, pour rendre la mienne plus raisonnable à vos yeux.

1° Ne reconnaissez-vous pas que les inflammations aiguës, intenses, développées chez les individus robustes et pléthoriques, doivent être traitées généralement avec activité par les antiphlogistiques, les sangsues, les ventouses scarifiées, ou les saignées à la lancette, quel que soit le tissu ou l'organe enflammé, que ce soit le tissu cellulaire, les membranes séreuses, les membranes synoviales, les membranes muqueuses, la substance du cerveau, de la moelle, du foie, ou du poumon?

2° Ne reconnaissez-vous pas qu'aux antiphlogistiques il convient de joindre l'emploi des topiques, des bains émollients, quelquefois des réfrigérants, quel que soit le tissu malade, si les fonctions des parties et leur disposition matérielle le permettent? Si vous reconnaissez ces principes, comme tout le monde les reconnaît, vous accorderez que ce sont surtout l'acuité, l'intensité, en un mot la nature des inflammations qui vous guident alors, et non pas la nature des tissus, puisque vous employez les mêmes moyens quand les tissus diffèrent?

3° Ne reconnaissez-vous pas que si la phlegmasie et le malade présentent des circonstances tout opposées à celles que je viens de supposer dans le premier cas, et qu'il s'agisse d'une inflammation chronique, indolente, etc., chez un individu faible, il faudra s'abstenir des antiphlogistiques, ou que du moins il faudra les employer avec beaucoup de modération et préférer l'usage des révulsifs, des médicaments stimulants, astringents, excitants, etc.

4° Ne reconnaissez-vous pas que lorsqu'on a affaire à des phlegmasies d'*une nature* toute spéciale, comme les dartres, la syphilis, les inflammations diphthéritiques, il faut ajouter des moyens spéciaux à l'usage des antiphlogistiques, et qu'on peut même s'en tenir à l'emploi de ces moyens spéciaux lorsque l'inflammation n'est pas très intense? C'est donc encore la nature de la phlegmasie et non son siége qui vous dirige?

Si vous ne reconnaissez pas la justesse de ces principes, il est tout-à-fait inutile que je cherche à vous convaincre. Si vous les reconnaissez, il est évident que le traitement de l'inflammation est surtout déterminé par la natnre, c'est-à-dire par l'ensemble des symptômes, de la marche et des causes des phlegmasies, et non par la nature des tissus affectés, et que celle-ci a généralement beaucoup moins d'influence sur le traitement que la première. Vous me direz peut-être que la nature des tissus ayant beaucoup d'influence sur l'acuité de l'inflammation, c'est, en définitive, cette circonstance qui détermine le choix des moyens thérapeutiques. A cette objection je répondrais que, bien avant la connaissance que nous possédons sur les tissus, les moyens qu'on oppose à l'inflammation étaient en usage, que c'est parce qu'on en avait observé les bons effets qu'ils sont entrés dans la pratique. et non parce qu'on se dirigeait d'après la diversité des tissus.

Si ces raisonnements ne vous paraissent pas logiques, j'ai décidément le jugement le plus faux que l'on puisse imaginer, car ils me paraissent d'une logique si rigoureuse que je les regarde comme *une 10e rectification*

Vous me reprochez d'avoir donné à entendre « que dans le traitement vous ne tenez pas compte de la nature du mal. » Vous ne trouverez pas un mot de cela dans mes paroles si vous voulez prendre la peine de les lire avec attention. C'est donc *une 11e rectification.* Je n'ai pas dit non plus *qu'en traitant des ophthalmies d'après les tissus, vous ne sous-entendez pas tout ce qui leur est relatif* dans la pathologie générale, et je ne sais vraiment ce qui a pu vous faire commettre tant de méprises : De là *une 12e rectification* sur ce que j'ai dit.

Il est vrai que vous m'avez trouvé fort obscur, fort confus, et il est juste de dire qu'en me jugeant sur les idées que vous avez conservées de mes paroles, vous ne m'avez pas jugé trop sévèrement, car elles me font pitié à moi-même. Voilà, mon très honoré collègue, les réflexions que m'a suggérées une partie de votre discours imprimé. Si vous le permettez, je vous communiquerai les autres dans le numéro prochain. Je vous demande pardon pour ma longueur; mais quand on ne veut pas se borner à des assertions hasardées et sans preuves, qu'on cite textuellement et avec la plus scrupuleuse exactitude de peur de travestir les opinions que l'on veut combattre, et qu'on suit pied à pied son adversaire pour tout peser et tout apprécier, suivant ses forces et ses faibles lumières, on est toujours un peu long, et cette longueur même devient un témoignage de l'importance qu'on attache aux idées de son critique et du grand cas que l'ou fait de ses objections.

Veuillez donc agréer, mon très honoré collègue, l'assurance de ma haute considération.

GERDY.

Deuxième lettre.

Mon très honoré collègue,

Je reprends votre discours au point même où j'en ai suspendu l'examen dans ma première lettre ; mais je ne compte plus les rectifications qu'il faudrait y apporter, parce que cela m'entraînerait trop loin.

Revenant encore à cette malheureuse erreur déjà réfutée, je ne veux pas, dites-vous, « que les inflammations diffèrent d'après leur siége ; car l'érysipèle est toujours la même maladie, qu'il existe au pied, au bras, sur le tronc ou à la tête. » — J'ai déjà eu l'honneur de vous démontrer que je voulais le contraire de ce que vous n'avancez toujours qu'en travestissant mes paroles et ma pensée. Mais avant de répondre à votre argumentation sur l'érysipèle, et pour rétablir, à cet égard, et mes idées et l'ordre que j'ai suivi dans leur exposition, je commencerai par ce que j'ai dit des intestins, car c'est par-là que j'ai commencé. Suivant vous, j'ai déclaré que « les médecins ne s'aviseront pas d'étudier séparément l'inflammation dans les diverses portions du tube intestinal, d'imaginer une iléite, une jéjunite, une duodénite, une colite, une rectite, comme autant de maladies séparées. » Mais, ajoutez-vous, « les médecins ont *eu de ces imaginations-là*, et... il n'y a, selon toute apparence, actuellement *qu'un seul homme*.... qui puisse croire que l'inflammation entraîne *exactement* les mêmes conséquences et le besoin d'une même médication, quelle que soit la région de l'intestin où elle s'établit. » — Vous conviendrez que si la scrupuleuse exactitude des citations est une garantie de sincérité, de gravité dans les discussions, du moins la mienne ne manque pas de cette garantie. Par respect pour vous et pour le lecteur, je fais tous mes efforts pour ne point altérer vos idées, je les cite tout du long. Voyons maintenant ce que j'ai dit et ce que j'avais imprimé au moment où vous m'avez répondu.

Voici mes paroles : « Si la différence du siége doit exclusivement et uniquement dominer dans la distinction des espèces, que penseriez-vous d'un médecin qui distinguerait les inflammations intestinales en celles du duodénum, du jéjunum, de l'iléon, du cœcum, du colon, du rectum, *ou qui les subdiviserait même davantage encore?* » Comme les paroles fuient vite, j'avais en parlant développé plus longuement ma pensée. Pour la rendre plus frappante, j'avais dit en finissant : Et qui les subdiviserait encore suivant qu'elles auraient leur siége au commencement, au milieu et à la fin de chacune des diverses fractions des intestins que je viens d'indiquer. Alors, quelques personnes s'étant récriées, je repris : « Vous trouvez que je tombe dans l'exagération ! je le fais à dessein, pour montrer plus vivement les conséquences du principe que je combats. » Cette réplique est conservée dans mon discours imprimé. Mais, pour abréger encore des détails inutiles lorsqu'on écrit, parce que la pensée de l'auteur restant sous les yeux on peut la retrouver au besoin, j'en ai retranché ce que j'avais ajouté sur l'érysipèle pour citer un second exemple plus chirurgical. J'avais dit : Si la différence du siége est si capitale, que penseriez-vous d'un chirurgien qui distinguerait l'érysipèle en autant d'espèces que l'on peut distinguer de régions à la peau : en érysipèle du crâne, de la face, du cou, de la poitrine, du ventre, des membres et de chacune des fractions des membres et du tronc?

Tout cela veut-il dire que je me refuse à toute distinction d'après le siége dans les entérites et dans l'érysipèle? Non assurément; et si vous eussiez remarqué ma troisième conclusion, vous ne seriez pas tombé dans cette méprise, car j'ai dit dans cette conclusion : « 3° Il faut puiser successivement les distinctions des ophthalmies *dans tous les caractè-*

res qui fournissent des différences notables à la pathologie : dans les causes, dans les caractères anatomiques (et le siége en fait partie), *dans les symptômes, dans la marche et les terminaisons des maladies.* »

Cela veut-il dire que j'admettrais autant de divisions dans l'entérite que j'en ai supposées, autant de distinctions qu'il y a de fractions admises par les anatomistes dans le canal intestinal, ou autant d'espèces d'érysipèles qu'il y a de régions distinctes à la surface de la peau ? Le penser serait une grande erreur. Encore une fois, je n'admets de distinctions d'après le siége que lorsqu'elles s'accompagnent de différences notables dans d'autres caractères que celui du siége. »

Vous insinuez que des médecins ont eu l'imagination de diviser l'entérite comme je l'avais supposé sans y croire. Votre réplique à cet égard est piquante, mais elle l'eût été bien davantage si vous aviez montré un médecin de quelque valeur distinguant seulement autant d'entérites qu'il y a de divisions anatomiques admises dans les intestins, c'est-à dire : une duodénite, une jéjunite, une iléite, une cœcite, une colite droite, une transverse, une gauche, et une rectite. Mais peut-être n'avez-vous pas voulu par trop humilier mon amour-propre ! Je suis vraiment touché de cette bienveillance. Néanmoins, permettez-moi, je vous prie, d'en profiter pour nier que cela ait été fait, que ce soit raisonnable, et surtout que l'on puisse distinguer toutes ces entérites les unes des autres au lit du malade.

Je tiens d'autant plus à en profiter, que, si vous m'avez épargné un instant, vous avez bientôt mis un terme à l'indulgence que vous m'aviez manifestée d'abord, en ajoutant ces amères et moqueuses paroles : « Il n'y a, selon toute apparence, actuellement *qu'un seul homme*, parmi ceux qui s'occupent de l'art de guérir, qui puisse croire que l'inflammation entraîne exactement les mêmes conséquences et le besoin d'une même médication, quelle que soit la région de l'intestin où elle s'établit. » Voilà pourtant comme vous m'avez traité ! J'ai eu beau chercher à m'abuser : cet homme qui est le seul capable de croire à des faits auxquels personne ne croit, cet ignorant, ce fou, c'est moi, qui suis ce seul homme! Je me suis bien dit, pour me rendre du courage : Mais qu'importe! il vaut mieux avoir raison tout seul que tort en compagnie! il y a plus de gloire à avoir raison seul contre tous. Malgré tout cela, je suis resté accablé. Le coup avait été si rude et si mortifiant, vous l'avez porté avec tant d'assurance, que je ne doutais pas que vous eussiez raison. Et comme il me pesait sur le cœur, j'ai, en rentrant chez moi, couru bien vite à mon *Compendium de médecine*, le *vade-mecum* des aveugles comme moi, et quel a été mon étonnement quand j'ai été forcé de reconnaître que vous vous trompiez quelquefois dans les citations que vous faites au nom de tout le monde, comme dans celles que vous faites au mien propre, ou que par tactique vous aviez voulu m'isoler pour me faire peur de ma solitude, absolument comme à un grand personnage politique! Permettez-moi donc de vous citer quelques-uns des passages du *Compendium* qui ont fixé mon attention. Puisque vous avez la modestie de préférer l'autorité des autres à l'autorité de votre raison, j'espère vous être agréable, en suivant votre exemple. Vous verrez que les passages dont je parle s'appliquent parfaitement à notre discussion sur l'ophthalmologie et au point spécial qui nous occupe : « On l'a distinguée (l'entérite), suivant ses causes, en *primitive* ou *idiopathique*, et *consécutive* ou *symptomatique;* suivant ses caractères pathologiques, en *simple* et *compliquée;* suivant son siége anatomique (c'est-à-dire, comme vous auriez fait, suivant les tissus), en 1° *entérite villeuse*, 2° *entérite folliculeuse*, 3° *entérite musculeuse*, 4° *entérite péritonéale*, 5° *entérite phlegmoneuse*, (inflammation de toutes les tuniques) ; suivant son siége quant aux différentes portions du canal, en 1° *duodénite*, 2° *entérite* (iléite), 3° *colite*, 4° *entérocolite* ; suivant les caractères de l'inflammation (c'est-à-dire suivant sa marche), en *subai-*

guë, *aiguë*, *suraiguë*, *chronique* et *pseudo-membraneuse*, etc. » P. 398. Vous voyez que je ne suis pas le seul qui puise, à la fois, mes distinctions dans les causes, les caractères anatomiques, les symptômes et la marche. Cela ne veut pas dire que j'approuve toutes ces distinctions, et entre autres les entérites folliculeuse et villeuse, comme des affections que l'on puisse reconnaître et distinguer l'une de l'autre lorsqu'elles sont simples ou réunies. Vous voyez que je pense ici comme pour les ophthalmies internes et comme beaucoup d'auteurs, et entre autres les auteurs du *Compendium*, pour ne citer qu'eux (voy. p. 400). Je pense de même, vous le prévoyez, pour l'entérite musculeuse, et les auteurs du *Compendium*, sans en compter bien d'autres ! la rejettent aussi. Je ne suis donc pas encore seul.

Vous avez dû remarquer aussi que personne n'a parlé de jéjunite, ni de colite droite, ni de colite transverse, ni de colite gauche. C'était donc des distinctions dont je pouvais me moquer sans craindre d'être le seul, puisque personne n'a encore eu *de ces imaginations-là*.

Quant à la duodénite qui remonte à Broussais et à l'iléite, comme je n'ai jamais pu distinguer avec assurance sur le vivant les cas où elles s'arrêtent, sans empiéter l'une sur l'autre, je ne les crois pas plus fondées que les précédentes et je ne suis pas encore le seul. Lisez plutôt le *Compendium*: « En admettant... que l'inflammation puisse se développer primitivement dans le duodénum, il faut reconnaître que la phlegmasie ne tarde pas à se propager à l'estomac... Nous avons vainement cherché... un fait de duodénite *simple*, et les praticiens que nous avons interrogés nous ont tous assuré qu'ils n'avaient pas été plus heureux, etc. » (*Loc. cit.* *p.* 405, *t.* 5.)

Vous voyez, encore, que je ne suis pas le seul à raisonner ainsi.—Vous me direz peut-être que le siége apparent ne peut pas être le même dans la duodénite et l'iléite.—Oui, quand la douleur existe et que la différence du siége de la douleur est manifeste. Mais d'ailleurs une semblable différence de symptôme n'autorise pas une distinction et surtout une distinction d'espèce. Autrement la mammite droite, qui fait souffrir au sein droit serait une espèce différente de la mammite gauche.

Si vous croyez la cœcite beaucoup plus scientifique, c'est-à-dire beaucoup mieux fondée sur la connaissance de ce qui est, lisez, méditez comme moi le Compendium *seulement*, pas davantage, et vous verrez que la science à l'égard de cette distinction, même l'une des plus fondées, *est encore incertaine*.

Mais c'en est trop sur ce sujet : je voulais seulement vous prouver que je n'étais pas aussi isolé, aussi solitaire dans ma manière de philosopher, que vous l'avez cru. Je passe maintenant à votre objection sur l'érysipèle.

Vous me faites dire que « l'érysipèle est toujours la même maladie, qu'il existe au pied, au bras, sur le tronc ou sur la tête. » Quoique ce ne soit pas précisément le sens de mes paroles, ainsi qu'on peut se le rappeler, puisque je les ai rapportées plus haut, j'accepte ces paroles que vous inculpez.

Vous conviendrez bien, d'abord, que cette maladie est toujours l'érysipèle pour vous, comme pour tout le monde, puisque vous la désignez comme tout le monde par le même nom. Secondement, si vous en concluez que je confonds ces divers modes parce que je n'approuve pas que l'on fasse autant d'espèces que l'érysipèle peut avoir de siéges différents, vous allez au delà de ma pensée ; car, pourvu que les distinctions soient fondées sur des *différences notables par leur nombre ou leur importance*, quels que soient les caractères d'où elles sont tirées, ce sont des distinctions que j'admets et que je défends. Et, pour vous le prouver, je vais vous montrer qu'à cet égard, j'établis même des distinctions inconnues dans la science, parce qu'elles s'appuient sur des différences notables qui ont échappé, je crois, en partie, aux observateurs.

Si les détails, d'ailleurs fort abrégés, dans lesquels je vais entrer sont exacts, je serai heureux de penser ne vous avoir distrait de vos occupations que pour vous entretenir d'idées qui ne soient pas d'une trivialité trop commune.

J'ai été par trop frappé des différences de l'érysipèle du cuir chevelu, de la face, des paupières et des oreilles en particulier, pour ne pas y voir, comme tous les chirurgiens, des distinctions importantes et légitimes. Mais tandis que les chirurgiens ne distinguent, des précédents, les érysipèles des membres que parce qu'ils manquent de caractères positifs, tandis qu'il ne les distinguent pas des érysipèles du tronc, j'en fais, moi, s'il m'est permis de me citer, des modes d'érysipèles fort différents, et pour des raisons que je ne me rappelle point avoir vu signalées et que voici :

Vous savez que l'érysipèle des paupières se termine très facilement par la suppuration du tissu cellulaire sous-jacent, et conséquemment qu'il se complique très fréquemment de phlegmon. Je me suis demandé à quoi ce fait pouvait tenir. J'ai cru en trouver la raison dans la minceur de la peau des paupières, dans la difficulté pour l'inflammation érysipélateuse de se circonscrire dans une membrane aussi mince et de ne pas s'étendre au tissu cellulaire sous-jacent. Eh bien ! ce caractère de l'érysipèle des paupières de se compliquer si facilement de phlegmon et de suppuration se retrouve dans l'érysipèle des membres et particulièrement de leurs deux tiers inférieurs. Rappelez-vous où nous voyons le plus souvent des érysipèles phlegmoneux, des phlegmasies cutanéo-cellulaires, et vous reconnaîtrez, je crois, que c'est aux membres et surtout dans les deux tiers inférieurs ; qu'on en voit peut-être 50 dans les membres contre un seul dans le tronc !

Mais si l'érysipèle des paupières et celui des membres se ressemblent par leur complication phlegmoneuse et leur suppuration, ils ne se ressemblent plus par leur cause. Ceux des membres se manifestent aux doigts des mains et des pieds, aux pieds et aux mains, à l'avant-bras et à la jambe, pour la moindre piqûre, pour une contusion médiocre, pour une chute sur le coude, pour un coup reçu à la jambe, pour la plus légère écorchure et la moindre ulcération à ce dernier membre. A quoi peut tenir cette déplorable fréquence? Serait-ce comme aux paupières, à la minceur de la peau? Cette hypothèse est inadmissible ici, parce que la peau est généralement très épaisse dans les membres.

Serait-ce à la texture? Cette idée doit vous sourire, et d'autant plus que les chirurgiens n'ont rien trouvé de mieux pour s'expliquer la gravité des panaris qui commencent souvent par être des inflammations de la peau et du tissu cellulaire sous-cutané et qui ne sont souvent rien autre chose. La texture de la peau et du tissu sous-cutané des doigts et de la face palmaire des pieds et des mains peut avoir quelque influence sur la gravité des phlegmasies cutanéo-cellulaires des pieds et des mains. Néanmoins cette influence me paraît beaucoup plus bornée qu'on ne le pense, car les inflammations et les suppurations dont je parle sont beaucoup plus graves aux mains qu'aux pieds. D'un autre côté, la gravité e la fréquence des érysipèles phlegmoneux de l'avant-bras et de la jambe, avec phlegmon diffus, étendu, avec vastes suppurations et immenses décollements, ne peut pas s'expliquer comme aux mains et aux pieds par l'adhérence serrée de la peau avec les parties sous-jacentes. Quelle peut donc être la cause qui agissant sur toute l'étendue des membres et notamment sur leur moitié inférieure peut donner à leur érysipèle cette âcheuse prédisposition à se compliquer de phlegmon, et à leurs phlegmons la tendance à se compliquer de l'inflammation de la peau, à s'étendre, à ulcérer la peau de dedans en dehors? Cette cause, c'est la *déclivité* de ces régions, qui les tient toujours engorgées, toujours prêtes à s'enflammer sous une influence qui serait impuissante à la tête, au tronc et même à la partie supérieure des membres, aux épaules, aux hanches, parce que ces régions participent déjà aux priviléges du tronc.

Vous vous refuserez peut-être à croire à ces assertions ; je vais donc vous citer quelques preuves.

Recueillez ces malades qui se présentent à nos consultations avec de la rougeur, du gonflement, de la chaleur et de la douleur aux membres inférieurs, par suite d'un coup à la jambe ; faites-les tenir au lit ! Souvent, au bout de vingt-quatre heures, il n'y aura plus ni rougeur, ni chaleur, ni gonflement ; il restera encore un peu de sensibilité. Renvoyez le malade, qu'il marche, le soir même le mal aura reparu. Si le malade qui se présente a la jambe presque doublée de volume, tenez-la lui fort élevée au-dessus du plan de son lit ; si c'est le bras, suspendez-le, et vous pourrez obtenir 8, 10, 12 centimètres de diminution sur la circonférence du membre en deux, trois ou quatre heures; la peau deviendra flasque, ridée comme celle d'un vieillard amaigri, pâle comme celle d'un mort; et si vous tenez le membre dans cet état, pendant trois ou quatre jours, vous verrez ces inflammations commençantes expirer faute d'aliment pour les entretenir. — J'ai arrêté par ce seul moyen des panaris, et souvent il suffit pour prévenir la nécessité de l'incision dans cette cruelle maladie et pour rendre le sommeil à un malade qui n'a pas eu un instant de repos depuis huit et quinze jours.

La déclivité ne cause pas seulement la fréquence de l'érysipèle phlegmoneux ou des phlegmasies cutanéo-cellulaires aux membres inférieurs ; c'est elle encore qui entraîne les ulcérations qui détruisent la peau de dedans en dehors à la suite de ces affections. C'est par erreur qu'on a décrit cette destruction comme un phénomène de gangrène et que Dupuytren a expliqué cette gangrène par la destruction des vaisseaux sous-cutanés. L'explication est ingénieuse; mais je ne la crois pas fondée, parce qu'on ne l'observe guère qu'aux membres et presque jamais au tronc. Lorsque, d'ailleurs, on étudie cette destruction avec soin, on reconnaît bientôt qu'elle résulte de l'ulcération intéro-extérieure qui continue ses progrès après les ouvertures que la suppuration s'est faites. Je ne veux pourtant pas nier qu'il ne puisse jamais y avoir de gangrène véritable de la peau dans les cas dont je parle; mais cela est si rare que je ne me rappelle pas l'avoir vu, et si elle survenait, on ne devrait y voir qu'un accident particulier et fortuit.

Je m'arrête, malgré l'intérêt que m'inspire la théorie physiologico-pathologique de *la pesanteur* ou de *la déclivité.* Elle est, comme la théorie des phénomènes de voisinage, une des plus importantes et des plus pratiques de la pathologie, et ce que j'en viens d'exposer doit suffire, mon très honoré collègue, pour vous convaincre qu'à l'égard de l'érysipèle, pas plus qu'à l'égard des ophthalmies, je ne rejette toutes les distinctions fondées sur le siége des maladies, et que j'admets toujours très volontiers celles qui fournissent des différences notables et importantes à la pathologie.

Après tout cela vous voulez bien plaider ma propre cause et me fournir généreusement des armes dont je me ferai un véritable plaisir de profiter.

Continuant à exalter l'influence capitale et supérieure du siége et de la texture sur tous les autres caractères dans les maladies, vous vous écriez : « Y a-t-il dans l'économie un tissu sujet à un plus grand nombre d'affections diverses que la peau ? » Non, sans doute, il n'y en a pas, et c'est précisément parce qu'avec l'identité du siége il y a diversité dans les maladies que je conclus contre la suprématie de l'influence du siége. Vous affirmez même que chaque élémen distinct de cette membrane *offre en foule des inflammations isolées* DE TOUTE ESPÈCE. Si cette assertion hyperbolique est vraie, elle prouve, de plus en plus, la supériorité de l'influence de la nature des maladies comparée à l'influence du siége ; et d'ailleurs les classifications les plus en vogue des affections cutanées sont fondées sur la nature des altérations matérielles qui les caractérisent, et non sur les tissus élémentaires affectés. Vous êtes à cet égard, mon très honoré collègue, victime de quelque illusion.

Vous continuez, en changeant enfin de sujet : « Dans les ophthalmies, les mêmes causes produisent, a-t-on dit, la conjonctivite, la kératite, l'iritis, etc. » J'ai dit : « Les mêmes causes peuvent enflammer les différents tissus de l'œil. » Au lieu de prouver que l'assertion est fausse, vous me montrez que la même cause, le froid, par exemple, peut produire une pleurésie, une pneumonie, une entérite, en un mot, diverses maladies. » En quoi la vérité de votre proposition détruit-elle la vérité de la mienne ? J'ai ajouté : « Il sera difficile de trouver des causes particulières pour les phlegmasies de ces divers tissus et pour fonder, d'après les différences de siége seulement, autant et plus d'espèces qu'il n'y a de tissus divers dans l'œil. » Vous répliquez : « Les inflammations de l'œil sont plutôt produites par certaines causes dans tel tissu que dans tel autre. Ainsi, les conjonctivites... se sont montrées souvent sous forme d'épidémies... plusieurs... sont... contagieuses. Or, cela ne se voit en aucune façon pour les inflammations de la cornée..., de l'iris. » — Mais quand il serait vrai que la cornée, que l'iris ne s'enflamment pas dans les ophthalmies épidémiques ou contagieuses, je n'ai pas dit que toutes les causes qui produisaient l'inflammation de l'un des tissus produisaient l'inflammation de tous les autres sans exception aucune. Mais ici même je n'admets pas l'exception, parce que la cornée, l'iris, ne sont épargnées ni dans les ophthalmies épidémiques ni dans les contagieuses, et que vous-même, mon très honoré confrère, vous êtes bien persuadé que les produits des ophthalmies contagieuses introduits dans le globe de l'œil ne manqueraient pas d'y développer une ophthalmie terrible, capable de se reproduire par le même mécanisme chez une autre personne. Que devient alors votre étiologie spéciale ? Peut-être ce que vous avez dit de ma proposition : *une grosse erreur*. Après cela, vous prétendez *qu'au lieu du siége* je veux qu'on ait égard à l'hérédité, aux conditions individuelles. Je vous en demande pardon, je n'ai rien dit de cela. Je veux qu'on ait égard à toute différence notable, qu'elle vienne du siége ou d'ailleurs, vous le savez bien ! Mais, chose singulière, après m'avoir prêté une pensée ridicule, et quand je croyais que vous vous prépariez ainsi un triomphe facile, pas du tout, vous la réclamez comme votre pensée et vous donnez à entendre que si vous n'en avez point parlé, c'est qu'elle tient à des questions de pathologie générale nécessairement *sous-entendues*.

J'ai dit que l'ophthalmie purulente n'est pas une simple conjonctivite, que c'est une ophthalmie complexe ; vous prétendez que c'est encore une erreur de ma part. Heureusement vos assertions ne sont pas aussi graves et aussi sérieuses qu'elles sont sévères ! Eh bien, cette erreur, j'y tiens encore, je vous l'avouerai, même après votre critique; mais je ne veux pas chercher à troubler votre confiance dans l'infaillible panacée du nitrate d'argent ; cette confiance vous fera au moins du bien, si elle n'en fait pas autant que vous croyez à vos malades. Je regrette seulement qu'emporté par l'ardeur de vos profondes convictions, vous parliez du nitrate d'argent avec une assurance que je n'aurais pas pour le quinquina dans les fièvres intermittentes, le roi des puissances thérapeutiques, car je n'oserais pas le proclamer infaillible. « Toutes les personnes qui s'occupent de maladies des yeux, qui ont vu des ophtalmies purulentes, le savent, le disent comme moi, ajoutez-vous.» Il suit de là, mon très honoré collègue, que, parvenu avant vous dans les hôpitaux, placé comme vous à l'hôpital de la Charité, je n'ai pas dû voir d'ophthalmie purulente, je n'ai pu en voir, comme vous et comme une foule d'autres. Je comprends toute la force de cet argument, et je crois que si vous en aviez trouvé un meilleur, vous l'eussiez saisi avec empressement. Mais quand on est dans l'embarras, on s'en tire comme on peut ; et puis, à l'impossible nul n'est tenu.

Parce que j'admets un certain nombre de distinctions ophthalmologiques d'après de grandes différences de causes, vous me présentez comme acceptant toutes les divisions des Allemands établies sur les différentes causes, et vous me citez même positivement comme admettant des ophthalmies arthritiques. Il paraît que vous voudriez bien que je l'eusse dit. Je regrette donc beaucoup d'être obligé de déclarer que ce fait particulier est sans aucun fondement.

Mais comme j'admets bien réellement des ophthalmies rhumatismales et scrofuleuses pour avoir observé quelques exemples de la première et un grand nombre d'exemples de la seconde, je vais, si vous le permettez, dire quelques petites choses en leur faveur.

Vous débutez par un principe dont j'ai le malheur de ne pas bien saisir la justesse : « Pour que le rhumatisme, ou la goutte, ou les scrofules, dites-vous, imprimassent aux inflammations de l'œil des caractères spéciaux sans avoir ébranlé le reste de l'économie, il faudrait que ces maladies fussent le produit d'un principe, d'un virus, d'une cause spéciale étrangère aux éléments mêmes de l'organisme. »

Il est probable, mon très honoré confrère, que vous vous comprenez très bien dans ce passage ; mais j'ai bien peur que vous, qui aimez tant à vous appuyer toujours, contre vos adversaires, de l'autorité de tout le monde et à penser comme tout le monde, soyez cette fois tout seul de votre avis. Vous avez beau vous mettre à l'abri sous les grands noms de Bichat, Pinel, Broussais et même Sanson, pour masquer votre isolement et vous donner du courage, malgré votre habileté, vous seriez bien embarrassé, je crois, de prouver par des citations *exactes et précises* qu'ils ont eu des opinions semblables sur les maladies générales que vous citez, et surtout que votre opinion ressemble aux leurs. Toute cette tactique, mon très honoré collègue, permettez-moi de le dire, n'annonce pas une conviction ferme et bien assise.

Vous dites que vous êtes arrivé à des résultats d'une

extrême simplicité; c'est ce que je crains, et j'aimerais mieux, pour la science, m[illegible] simplicité et plus de justesse.

S'il m'est permis [illegible]ire, vous vous faites une singulière idée des maladies générales qui paraissent affecter toute la constitution, telles que la scrofule, la syphilis constitutionelle, le rhumatisme, peut-être même la goutte, et bien d'autres. Ces maladies ont ce caractère remarquable qu'elles paraissent atteindre tous les tissus, tous les organes, quoiqu'elles se manifestent beaucoup plus fréquemment dans quelques-uns que dans les autres. Ce sont des protées, comme on l'a dit de la syphilis. Elles n'affectent pas exclusivement un seul tissu, comme on le croit encore trop généralement. Ainsi, le rhumatisme, la goutte peuvent bien montrer de la prédilection pour le tissu fibreux, mais assurément ils étendent leur funeste empire sur une infinité d'autres tissus, et il n'en est peut-être aucun qui échappe entièrement à leur action. Ne les voit-on pas parfois affecter le cerveau, le cœur, les poumons, les intestins, les reins, la vessie et s'attaquer aussi bien aux membranes intérieures qu'aux membranes extérieures de ces organes? La scrofule et la syphilis ne se montrent pas plus réservées et leur empire n'est pas plus circonscrit, bien que la scrofule affecte plus souvent et plus profondément le système lymphatique que la plupart des autres, et que, par un singulier préjugé théorique, on le lui attribue pour siége exclusif. Aucune de ces affections générales, à l'exception de la syphilis, n'est due cependant à un virus. Le virus ne fait donc rien à l'affaire, bien que d'autres maladies générales plus aiguës, comme la variole, paraissent tenir à la présence d'un principe particulier, doué de la propriété contagieuse?

Descendant à des détails minutieux, vous prétendez que « pour la rougeur, la vascularisation, l'épaississement des tissus, il y a des différences, du tout, au tout selon qu'il s'agit de la kératite ou de la conjonctivite. » Permettez-moi de trouver ces assertions exagérées, ainsi que leurs développements. Permettez-moi d'en atténuer la signification, bien que j'accorde la distinction fondée de ces deux phlegmasies, comme vous savez.

Je ne reviendrai pas sur les phénomènes du trouble de la vision sans altération de la transparence de l'œil, sur la photophobie, sur le larmoiement; j'en ai dit assez pour montrer comment tous ces faits s'éclaircissent, s'expliquent et s'enchaînent *par la théorie physiologico-pathologique du voisinage*, tandis que tous ces faits et une infinité d'autres restent obscurs, incompris et mêlés à une foule d'erreurs pour quiconque n'est pas éclairé des lumières de cette théorie si simple et si générale. Il faut bien que vous l'ayez jugée ainsi, puisque vous avez laissé cette partie de mon argumentation vierge de toute attaque.

Comme je ne me charge pas de soutenir les théories germaniques de Beer et de tant d'autres oculistes distingués, je les abandonne à votre critique. Je vous laisse même, sans réflexion aucune, démontrer comme quoi, *au moral ainsi qu'au physique, il n'y a point de vide dans l'univers.*

Permettez-moi cependant de m'étonner qu'après m'avoir blâmé de ce que je m'étais appuyé de considérations fondées sur la pathologie générale, vous vous glorifiez *de gouverner la pathologie de l'œil par la pathologie générale; d'être d'accord avec Sanson, en particulier, qui, sous beaucoup de points de vue, entendait la pathologie comme vous.* Ne vous semble-t-il pas que si la méthode de s'appuyer sur la pathologie générale est bonne quand vous l'employez, elle ne saurait devenir nécessairement mauvaise lorsque c'est moi qui en fais usage, bien que je puisse l'appliquer moins heureusement que vous? Ne vous semble-t-il pas encore que Sanson vous ayant devancé, ce n'est pas lui qui comprend les maladies des yeux, comme vous, mais vous qui pensez comme lui, avec cette différence pourtant, que vous fondez vos distinctions à peu près exclusivement sur le siége et que sous ce rapport vous allez plus loin que Sanson?

Vous prétendez que mes objections tiennent *certainement* à ce que je n'ai pas pris la peine de me mettre « *au courant* des doctrines ophthalmologiques qui ont actuellement *cours* dans la science. » Je vous remercie beaucoup de la bonne opinion que vous avez de mon jugement; mais il me semble pourtant que vous ne m'avez point encore pris en flagrant délit de citation inexacte ou fausse : je suis donc assez bien au courant des doctrines qui ont cours. D'ailleurs, à quoi jugez-vous que j'ignore ce que je ne dis pas? Est-ce parce que vous ne me voyez pas entremêler mes discussions d'une multitude de noms baroques qui étonnent par leur orthographe étrangère les oreilles françaises? Eh bien, je vais vous dire pourquoi j'en agis ainsi : c'est parce que je ne puis me persuader qu'il y ait d'autre autorité que les faits et la raison, et qu'il vaut mieux, suivant moi, indiquer les faits et donner des raisons que d'accumuler des noms dont la citation est souvent d'autant plus inexacte et plus dépourvue de critique qu'elle est plus considérable. En général vous ne voyez point de ces masses de citations dans les livres de physique, de chimie, où les faits comptent beaucoup plus que les noms.

« Il est tout simple, dites-vous en parlant de l'inflammation des différents tissus de l'œil, que les différents caractères de l'inflammation existent dans l'organe où elle s'est développée. Il s'agit tout simplement de savoir si ces caractères offrent des nuances particulières déterminées par le tissu. » Je ne dis pas que ce ne soit pas simple, mais si les caractères de l'inflammation existent, ils suffisent pour la faire connaître et la traiter, et je ne vois pas là nécessité d'encombrer la science de minuties, de dissertations sur des pointes d'aiguilles, et de noyer les caractères suffisants dans des détails ennuyeux qui obscurcissent la vérité loin de l'éclaircir, et éloignent de la science des intelligences qui la cultiveraient si elle était moins fastidieuse et moins repoussante.

« Si M. Gerdy veut prouver, ajoutez-vous, que la rougeur,

l'injection et la tuméfaction de la conjonctive enflammée sont *exactement* semblables à la rougeur, l'injection et la tuméfaction de la cornée atteinte de phlegmasie, qu'il le dise. » — J'ai dit et je voulais dire que ces caractères s'observent dans l'une et dans l'autre. J'ai passé légèrement sur les nuances, parce que ce sont des minuties sur lesquelles on doit, à mon avis, se garder d'insister. Je sais bien qu'aujourd'hui on les met en relief, mais je crois que c'est une faute comparable à celle d'un géographe qui compterait toutes les sinuosités d'une rivière ou d'une chaîne de montagnes et qui prendrait pour des découvertes importantes des observations dédaignées par ses prédécesseurs. Vous vous défendez, enfin, mon cher confrère, de distinguer les ophthalmies uniquement d'après le tissu. Je sais que M. Bérard a seul énoncé positivement cette pensée, tout en se flattant de ne se séparer de vous que sur la théorie de la photophobie. Je suis bien aise de vous voir obligé de déclarer que vous tenez compte des autres caractères des ophthalmies, car si vous en faites peu d'usage, comme le prouve le manuel d'ophthalmologie rédigé par M. Janselme, en votre nom, du moins vous proclamez le principe que j'ai défendu : la nécessité de puiser les distinctions de l'ophthalmologie dans tous les caractères notables des ophthalmies. Je suis tellement touché de cette concession qu'en vérité, je sens mon courage s'amollir et la plume tomber de mes mains. Je vous laisse donc affirmer que *je ne veux pas d'ophthlamies par tissu*; je suis enchanté de vous voir rire de moi, parce que vous vous êtes trompé, parce qu'espérant m'entendre admettre une seule ophthalmie d'après le tissu affecté, j'en ai reconnu quatre au lieu de douze ou quinze que vous me paraissez admettre, et beaucoup d'autres d'après les causes, les altérations matérielles, les symptômes et la marche de ces maladies. Je vous laisse volontiers tourner en dérision mes distinctions fondées sur les altérations matérielles, bien que ce soient surtout ces altérations et leurs symptômes que vous combattez par des moyens divers, et non pas les tissus, j'imagine. Je ne vous blâme point de ne pas monter *à la hauteur de mon échelle*, comme vous dites, puisque *vous préférez vous en tenir modestement aux tissus*; je suis, au contraire, pénétré d'admiration pour les nobles métaphores que j'ai eu l'honneur de vous inspirer.

Vous voyez avec plaisir ce que j'ai dit de l'emploi des sangsues autour de l'orbite : j'en suis très flatté, mais c'est sur les paupières même que j'ai vanté leur emploi. Vous regrettez cependant de me voir tomber dans la confusion à l'égard des topiques et des collyres; n'ayez pas de regret, car cette confusion n'existe que dans votre imagination. Vous croyez qu'en parlant de la ponction je n'ai pas dit ce que j'avais l'intention de dire : je vous demande pardon, mais je crains que vous n'ayez pas lu ce que vous aviez l'intention de lire et ce que vous auriez pu lire si, doué de moins de perspicacité, vous étiez obligé à regarder avec plus d'attention pour bien comprendre. Je sais bien que vous ne l'avez pas fait volontairement; mais, dans cette discussion, vous n'en avez pas moins incessamment combattu des opinions qui ne sont pas les miennes, vous n'en avez pas moins pris à gauche, comme j'ai eu l'honneur de vous l'exprimer, au moment où vous descendiez de la tribune de l'Académie, quand vous auriez dû prendre à droite pour me rencontrer.

J'ai donc de fortes raisons de croire que si vous voulez prendre la peine de me lire avec plus d'attention que vous ne l'aviez fait lorsque vous m'avez répondu devant l'Académie, vous modifierez vos opinions et vous approcherez davantage des miennes.

Je n'en ai pas moins pour vous, mon très honoré collègue, la plus haute considération et je vous prie d'en agréer l'assurance.

18 août 1844. GERDY.

Paris. — Imprimerie de Cosson, rue du Four-Saint-Germain, 47.

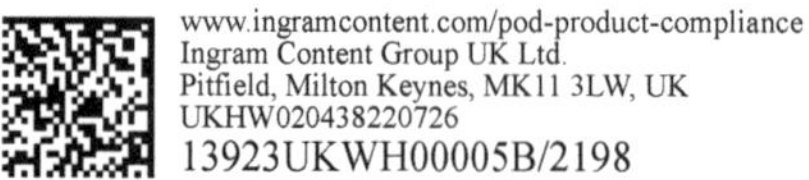
www.ingramcontent.com/pod-product-compliance
Ingram Content Group UK Ltd.
Pitfield, Milton Keynes, MK11 3LW, UK
UKHW020438220726
13923UKWH00005B/2198

9 782019 262020